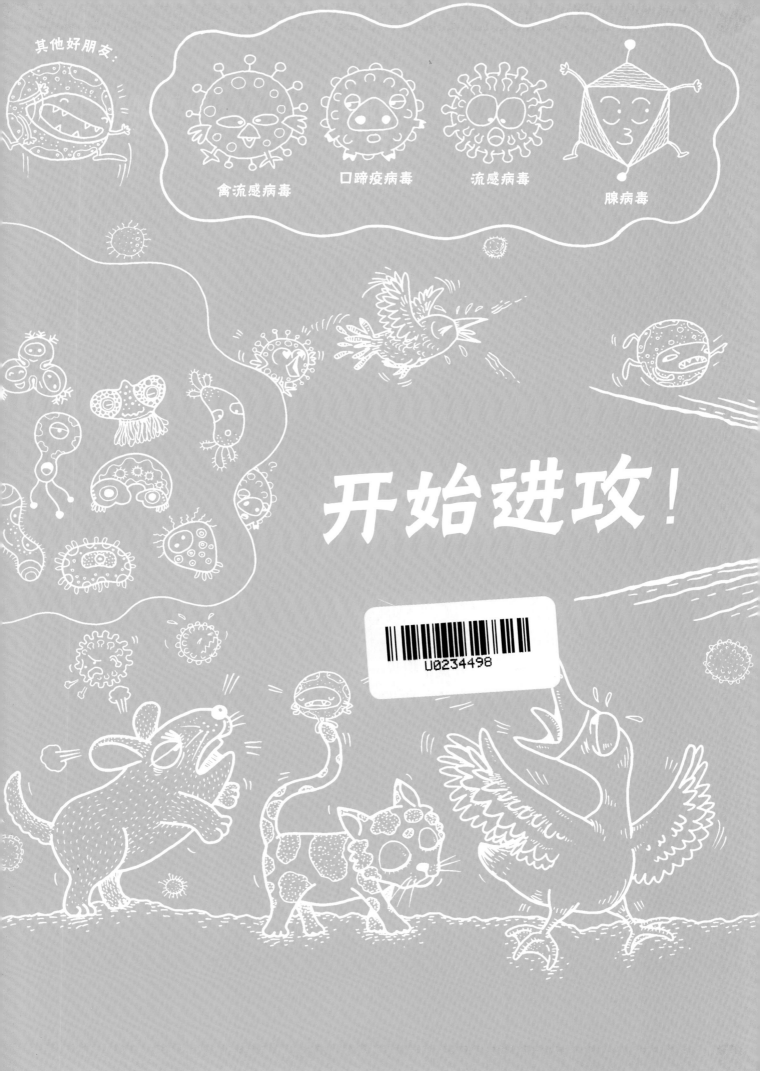

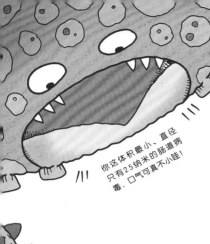

你这体积最小、直径只有25纳米的肠道病毒，口气可真不小哇！

审订者简介

陈世翔 医师

瑞信儿童医疗基金会第五届儿童医疗贡献奖儿科新锐奖得奖人

长庚大学医学系小儿科助理教授

林口长庚医院儿童血液肿瘤科副教授级主治医师

郭真嬛 医师

长庚大学医学系小儿科助理教授

林口长庚医院儿童感染科助理教授级主治医师

作者简介

陈月文、方恩真

为生病的孩子说故事的陈月文，与儿科专科护理师方恩真，在林口长庚儿癌病房互助合作十一年，一个用故事温暖病童的心，一个用护理专业帮助病童康复。她们共同创作了跨越生命困境的少年小说《勇敢的光头帮》，以及传递健康概念的《走开，流感病毒》《我不怕肠道病毒》（以上皆为小鲁文化出版）是她俩为孩子创作的三本书，希望透过各种不同类型与题材的创作，传达对孩子们身体和心灵的关怀。

谢雪兰 医师

河北大学附属医院儿科主任医师，从事儿科临床与教学工作30余年。

朱若尘 医师

曾任上海儿童医学中心住院医师，现任上海第六人民医院主治医师。

绘者简介

黄志民、张琼瑶

黄志民喜欢张大眼睛看这个世界的美好，喜欢埋首案头画出想象的画面；画呀、画呀，就从年轻画到头发渐白，画呀、画呀，希望笔下的线条与色彩，为心灵增添喜悦和温暖。

张琼瑶现任平面设计公司和自由绘者，参与桌游制作、动漫绘图、主题餐厅设计，喜欢有趣又具创意的事物，跟着两只鸟一起做白日梦，希望能成为一只鸟，披着七彩的羽衣渲染大地。

图书在版编目（CIP）数据

我不怕肠道病毒/陈月文，方恩真文；黄志民，张琼瑶图. — 北京：北京理工大学出版社，2020.3

（小鲁儿童健康绘本）

ISBN 978-7-5682-8116-4

Ⅰ.①我… Ⅱ.①陈… ②方… ③黄… ④张… Ⅲ.①肠道病毒—儿童读物 Ⅳ.①R373.2-49

中国版本图书馆CIP数据核字(2020)第012477号

北京市出版局著作权合同登记号图字：01-2019-5554

本书简体中文版权由小鲁文化事业股份有限公司授权出版© 2020 HSIAO LU PUBLISHING CO. LTD.

出版发行 / 北京理工大学出版社有限责任公司

社　　址 / 北京市海淀区中关村南大街5号

邮　　编 / 100081

电　　话 / （010）68913389（童书出版中心）

网　　址 / http://www.bitpress.com.cn

经　　销 / 全国各地新华书店

印　　刷 / 北京尚唐印刷包装有限公司

开　　本 / 880毫米×1230毫米　1/16

印　　张 / 2.5

字　　数 / 40千字

版　　次 / 2020年3月第1版　2020年3月第1次印刷

定　　价 / 58.00元

责任编辑 / 姚远芳

责任校对 / 周瑞红

责任印制 / 王美丽

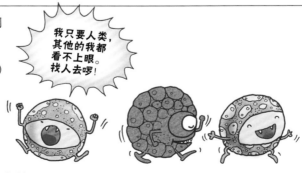

我只要人类，其他的我都看不上眼。找人去啰！

图书出现印装质量问题，请拨打售后服务热线，本社负责调换

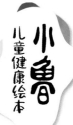

小鲁
儿童健康绘本

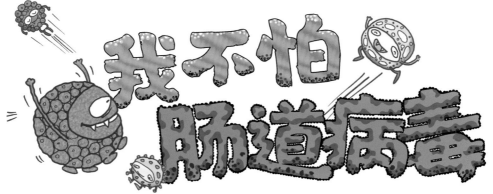

我不怕
肠道病毒

文 陈月文·方恩真
图 黄志民·张琼瑶

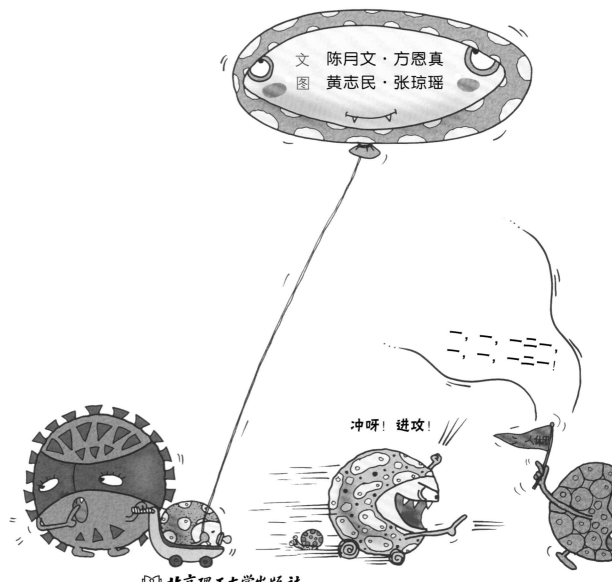

冲呀！进攻！

北京理工大学出版社
BEIJING INSTITUTE OF TECHNOLOGY PRESS

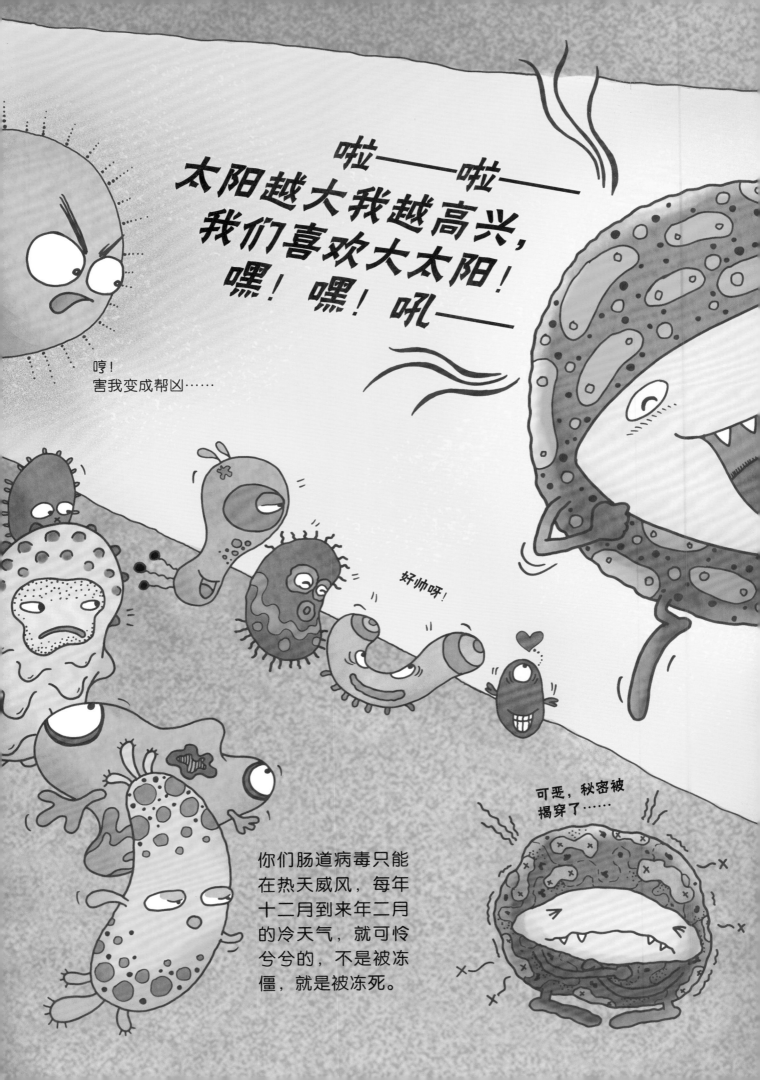

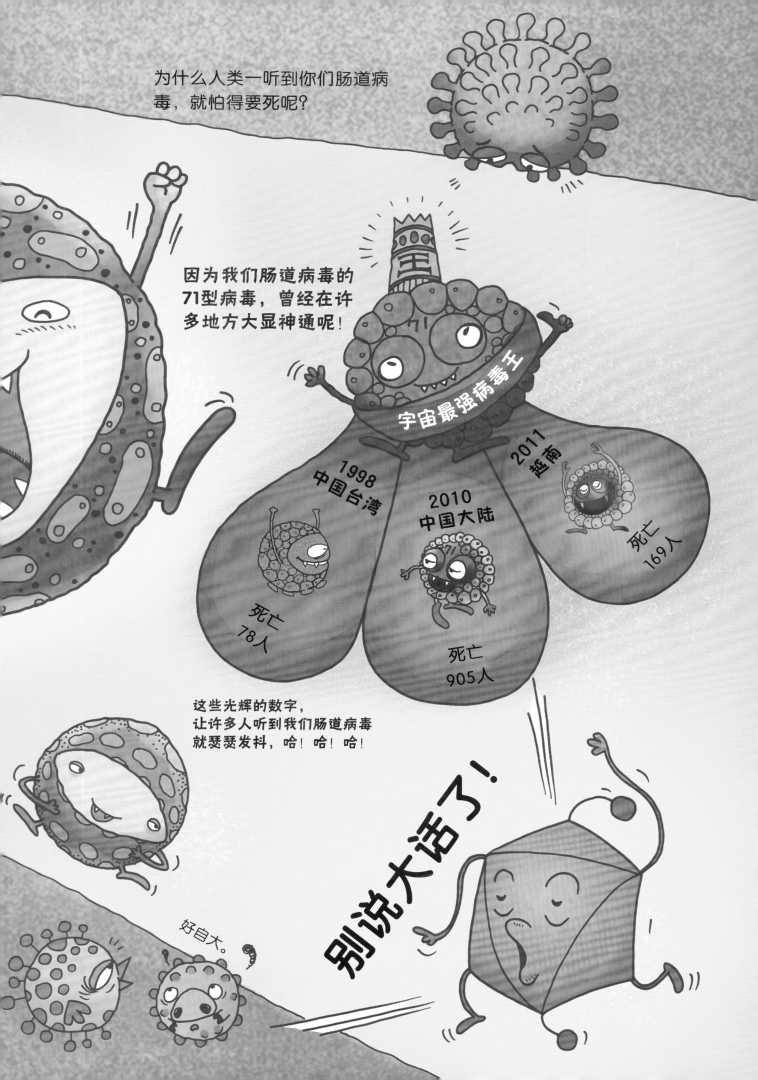

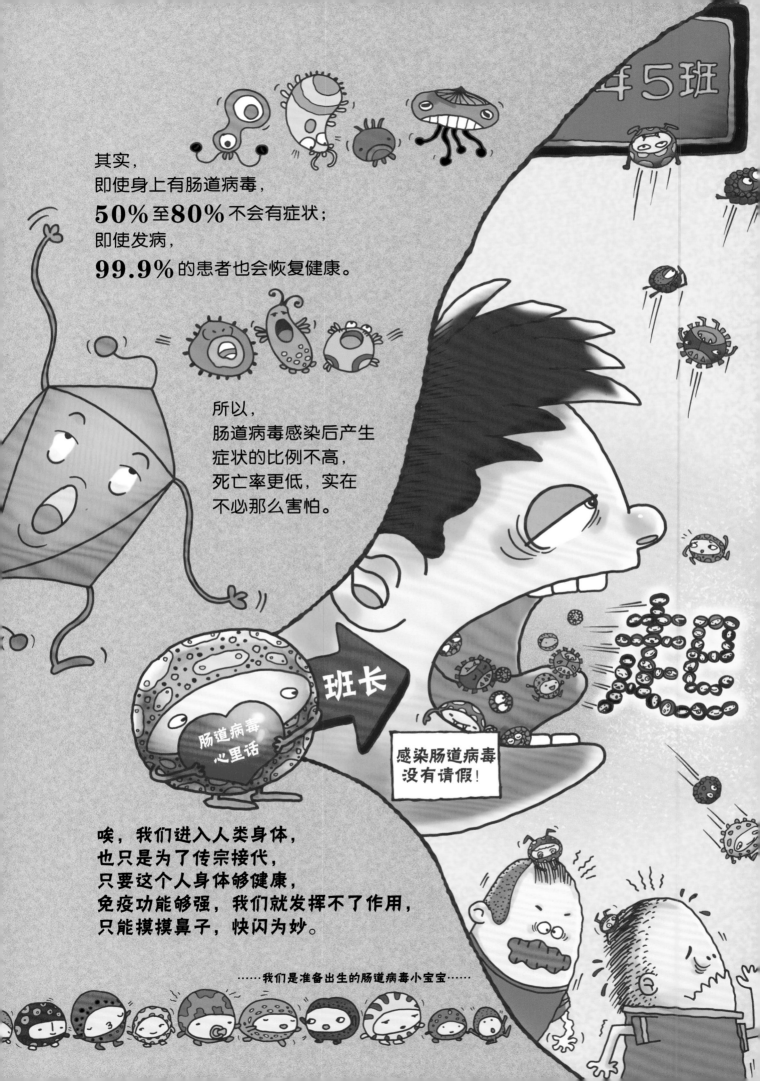

其实，
即使身上有肠道病毒，
50% 至 **80%** 不会有症状；
即使发病，
99.9% 的患者也会恢复健康。

所以，
肠道病毒感染后产生
症状的比例不高，
死亡率更低，实在
不必那么害怕。

年5班

班长

肠道病毒
心里话

感染肠道病毒
没有请假！

唉，我们进入人类身体，
也只是为了传宗接代，
只要这个人身体够健康，
免疫功能够强，我们就发挥不了作用，
只能摸摸鼻子，快闪为妙。

……我们是准备出生的肠道病毒小宝宝……

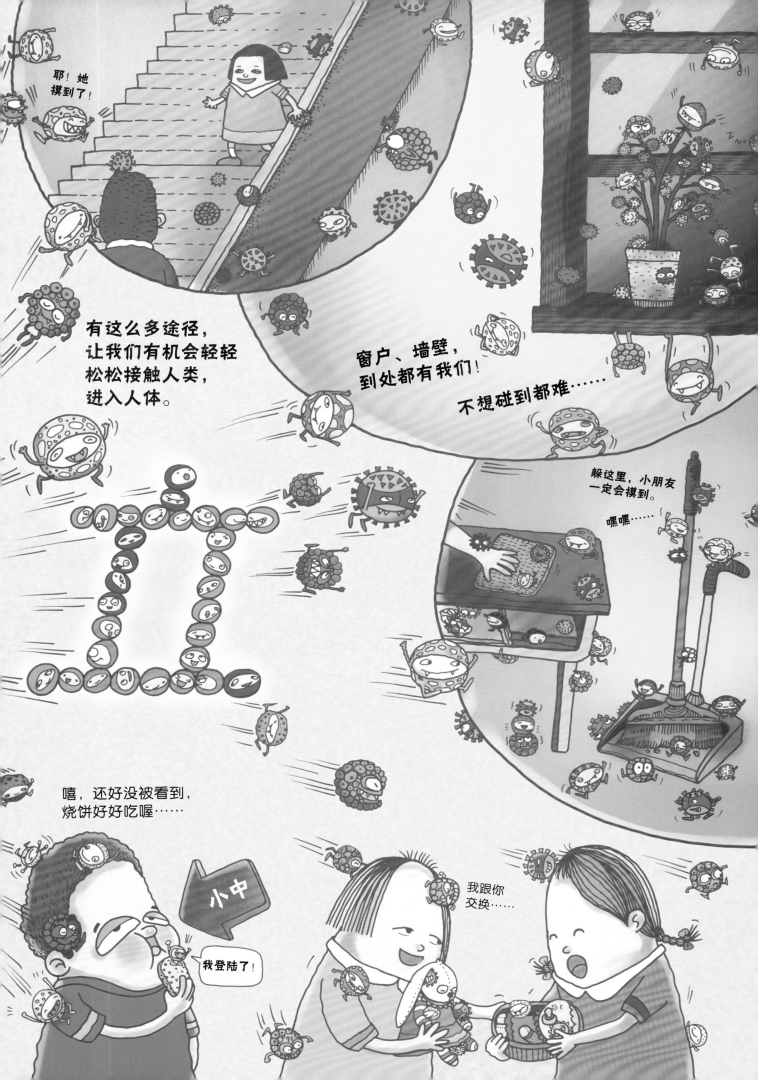

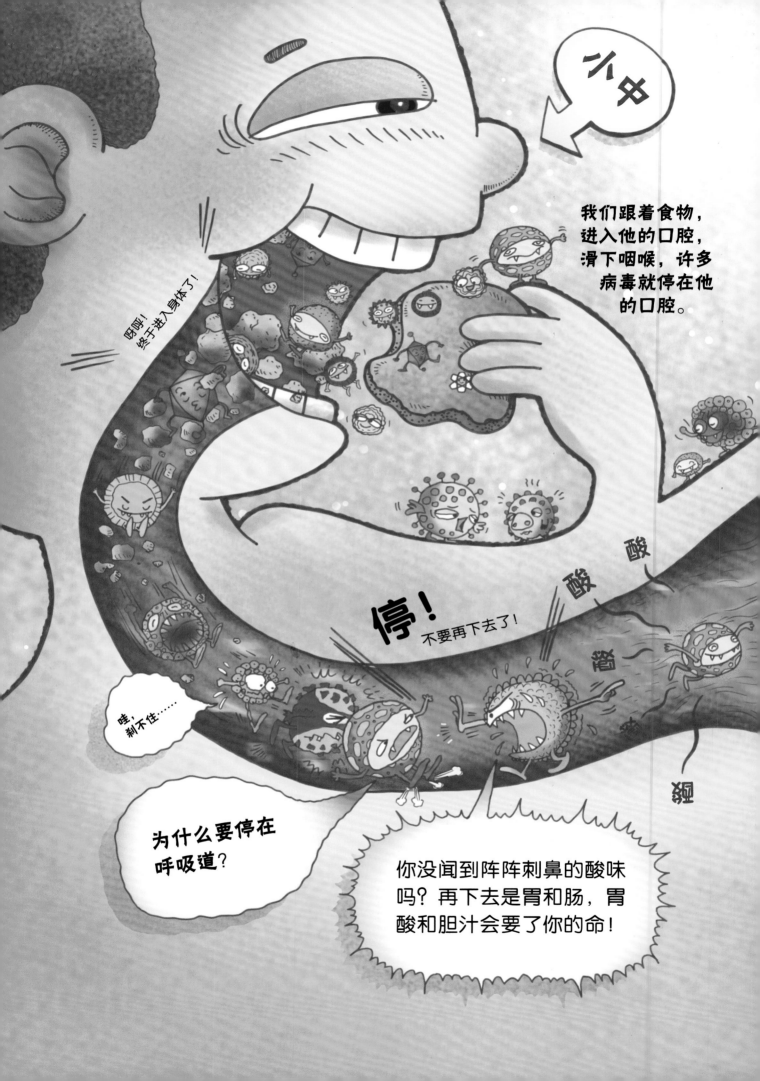

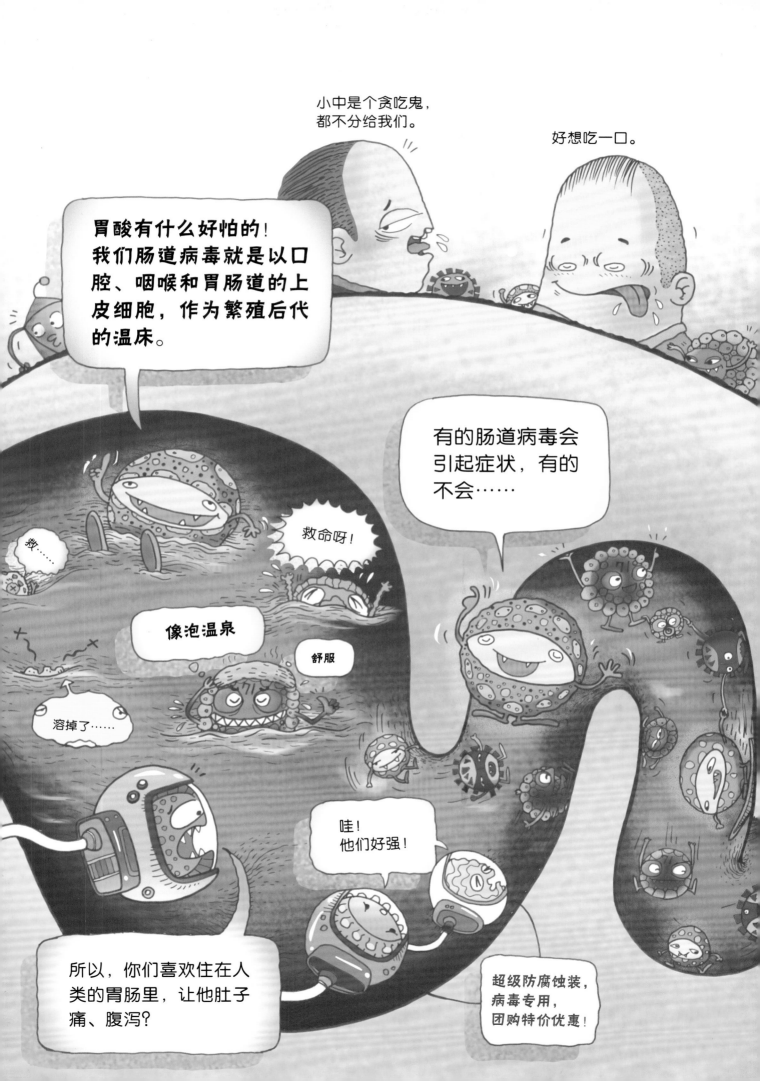

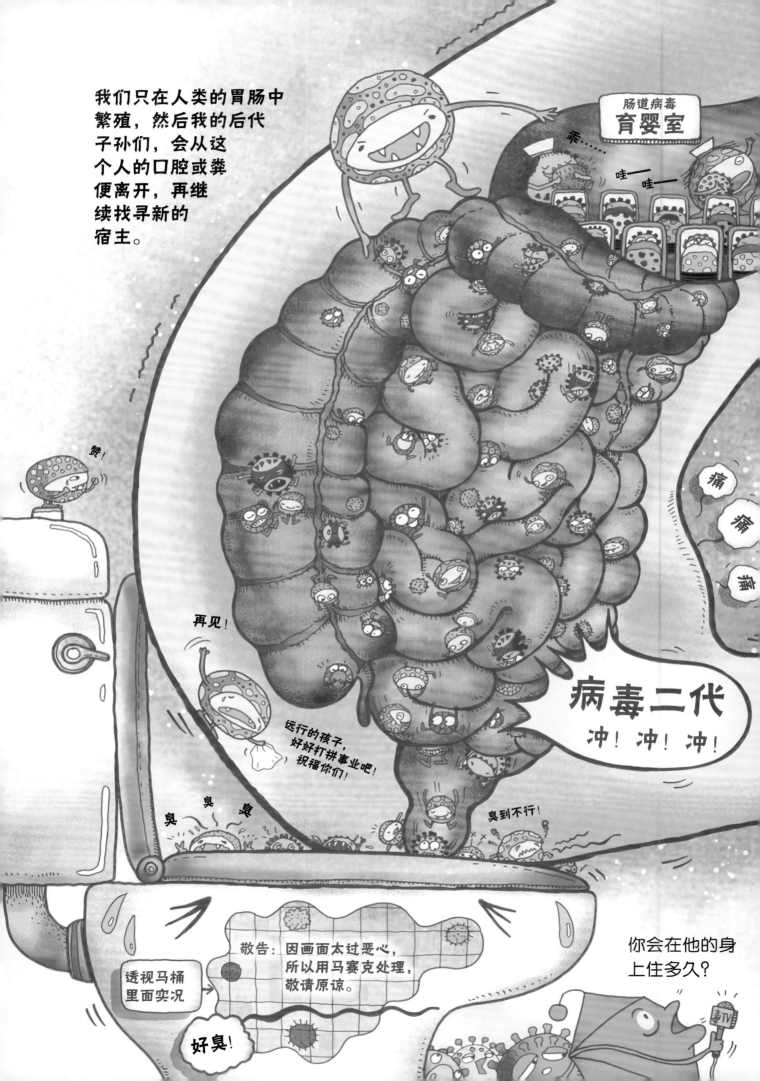

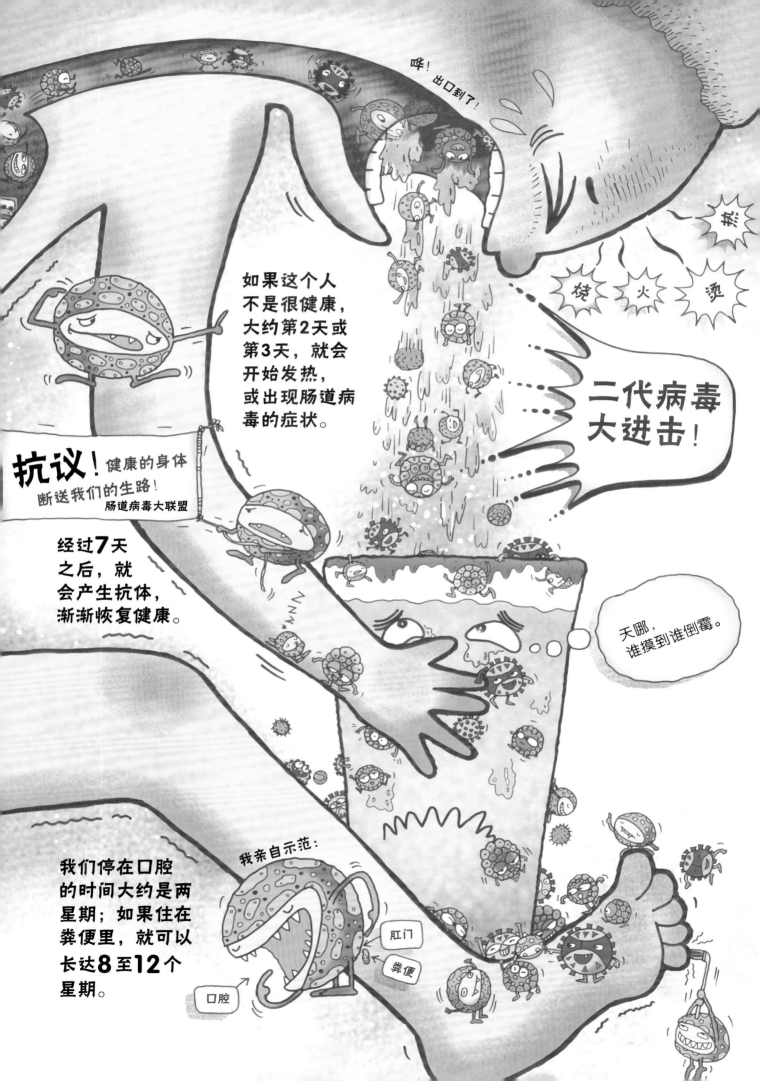

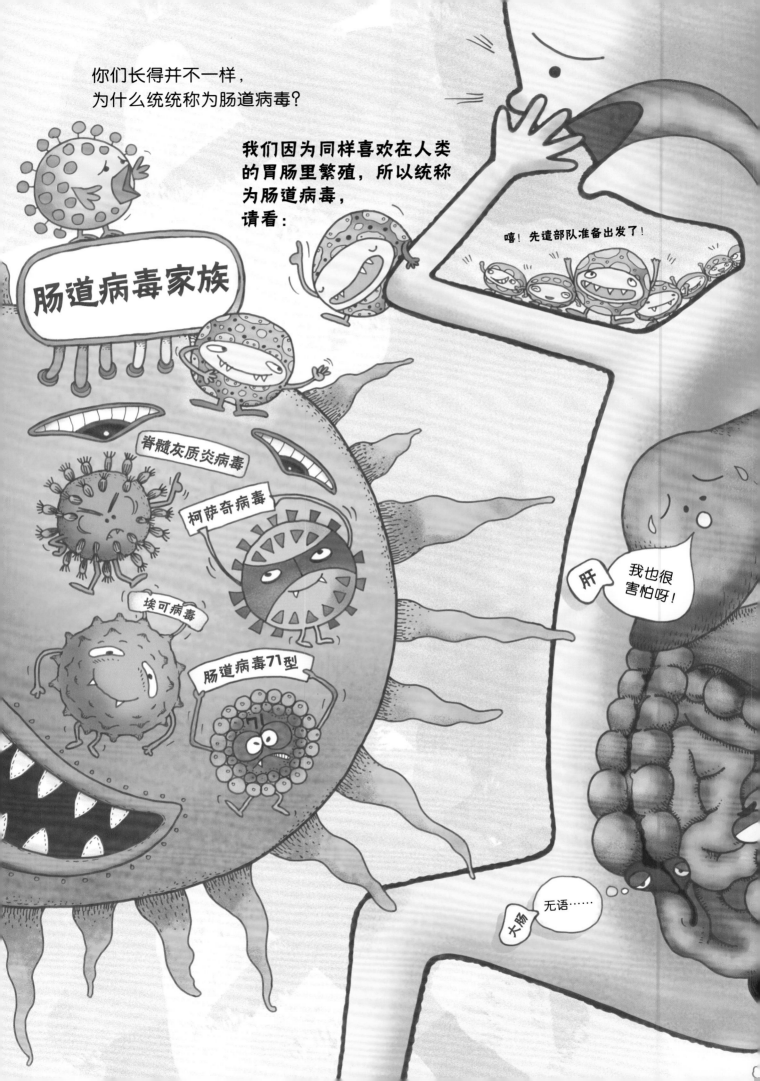

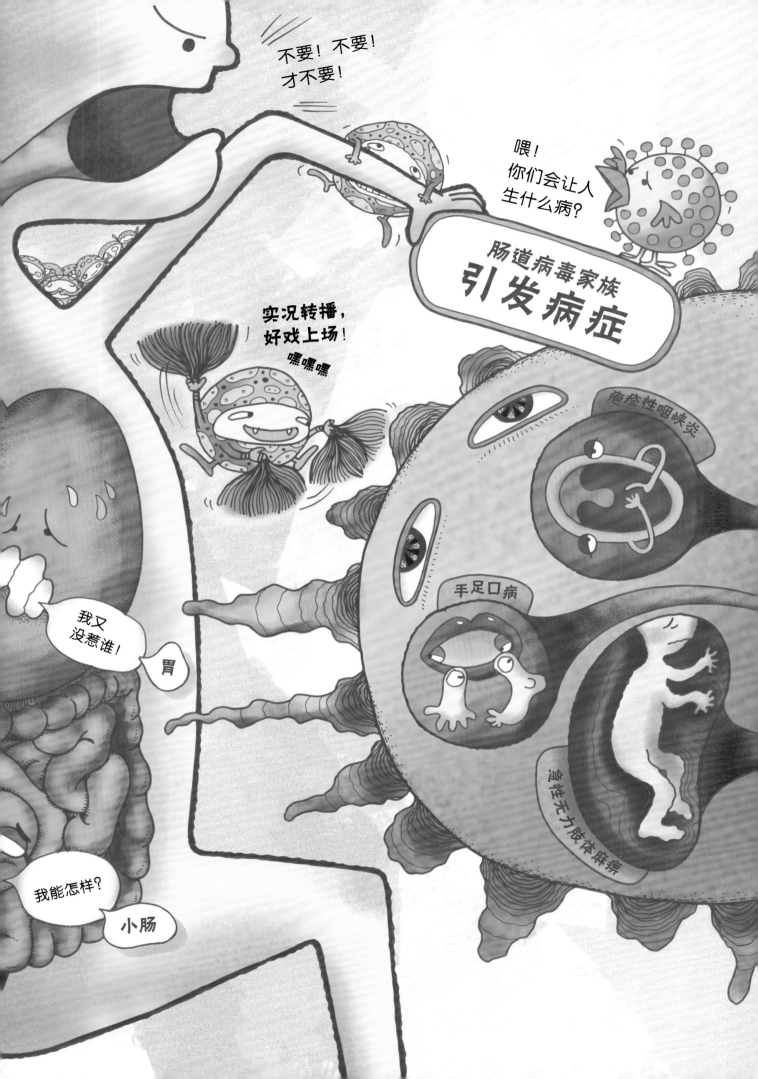

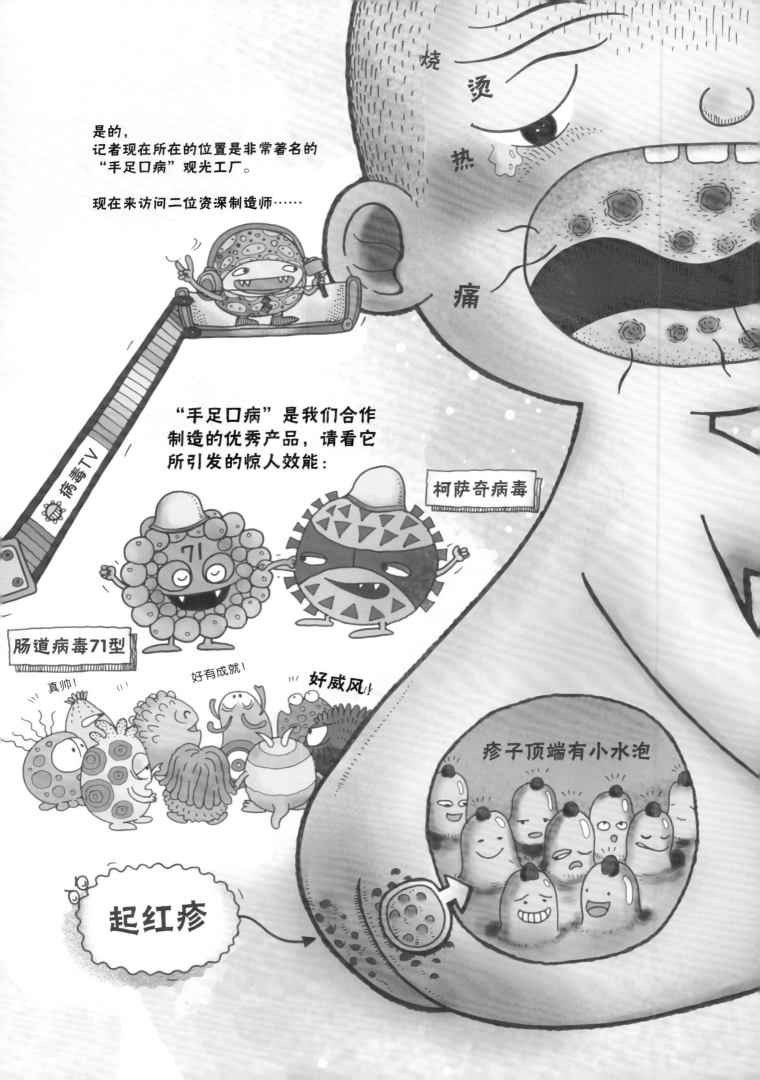

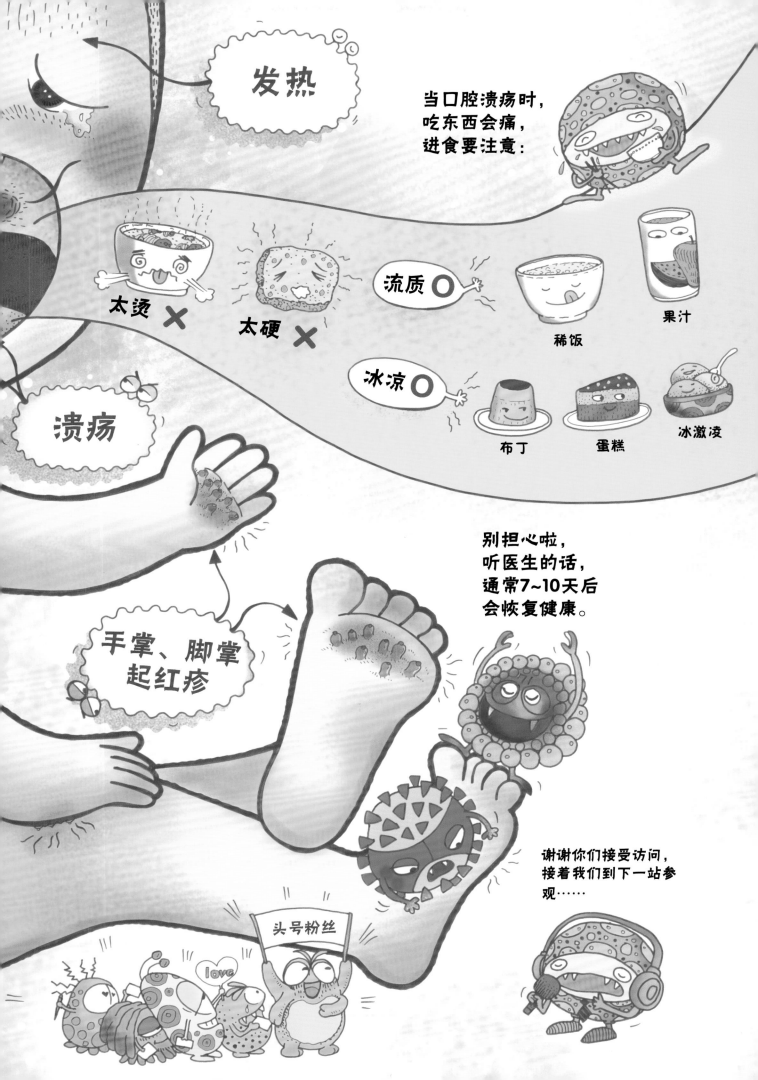

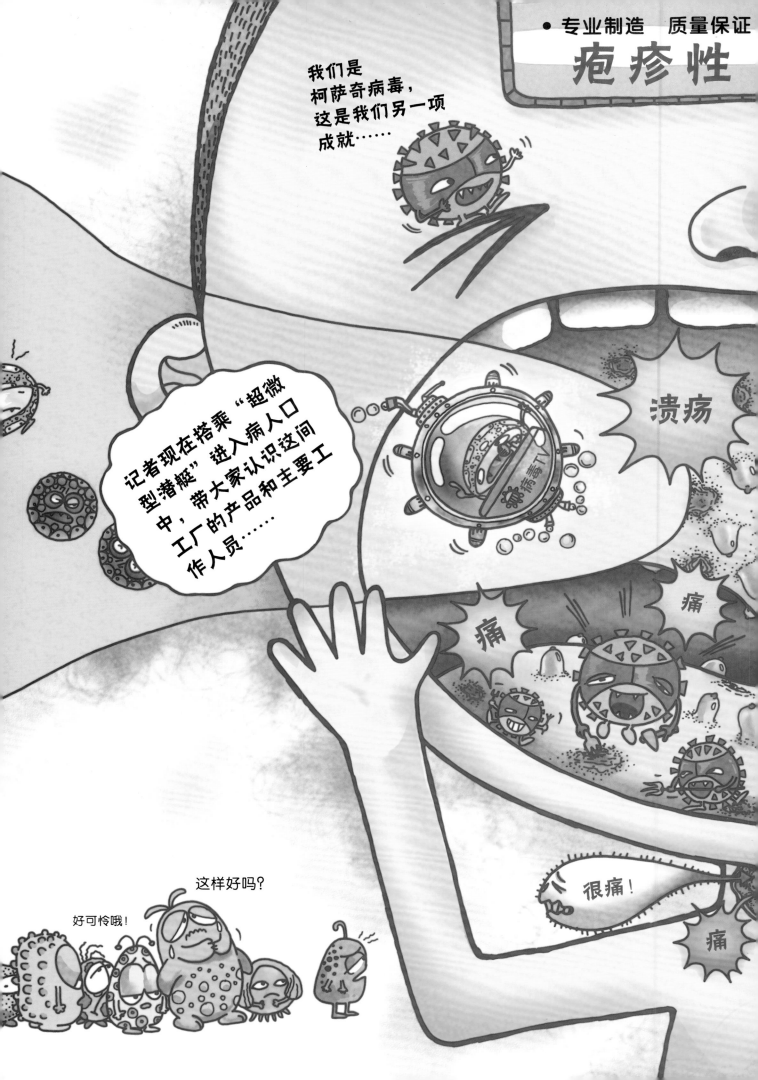

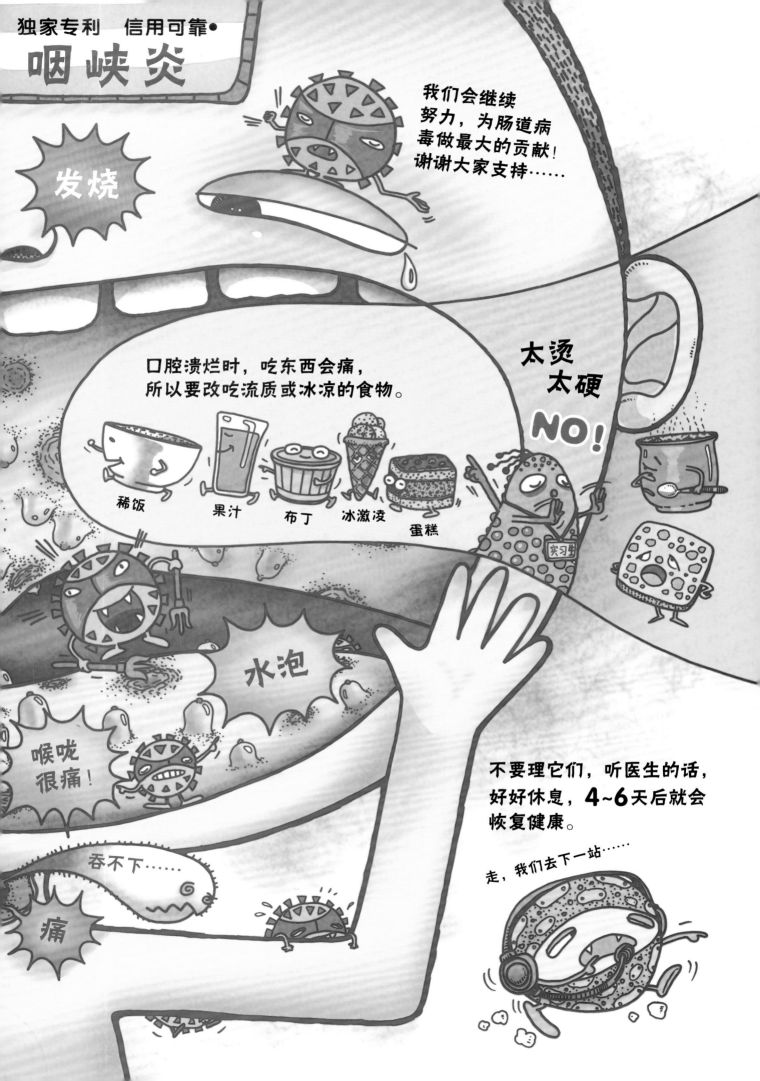

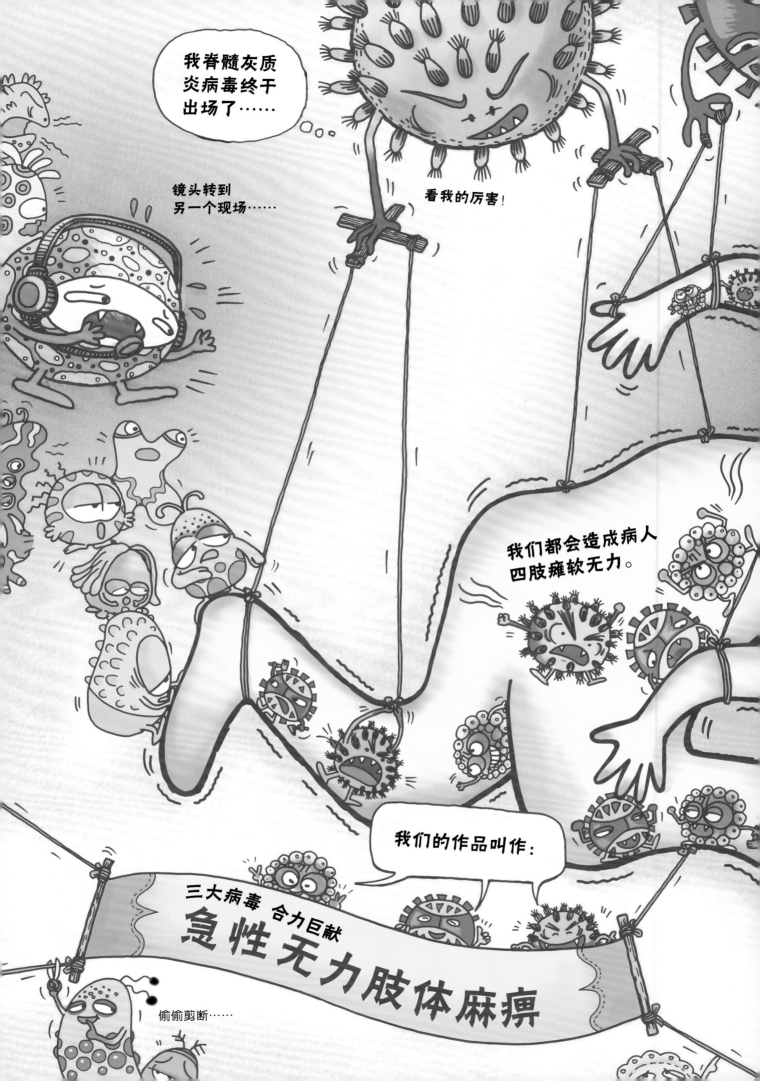

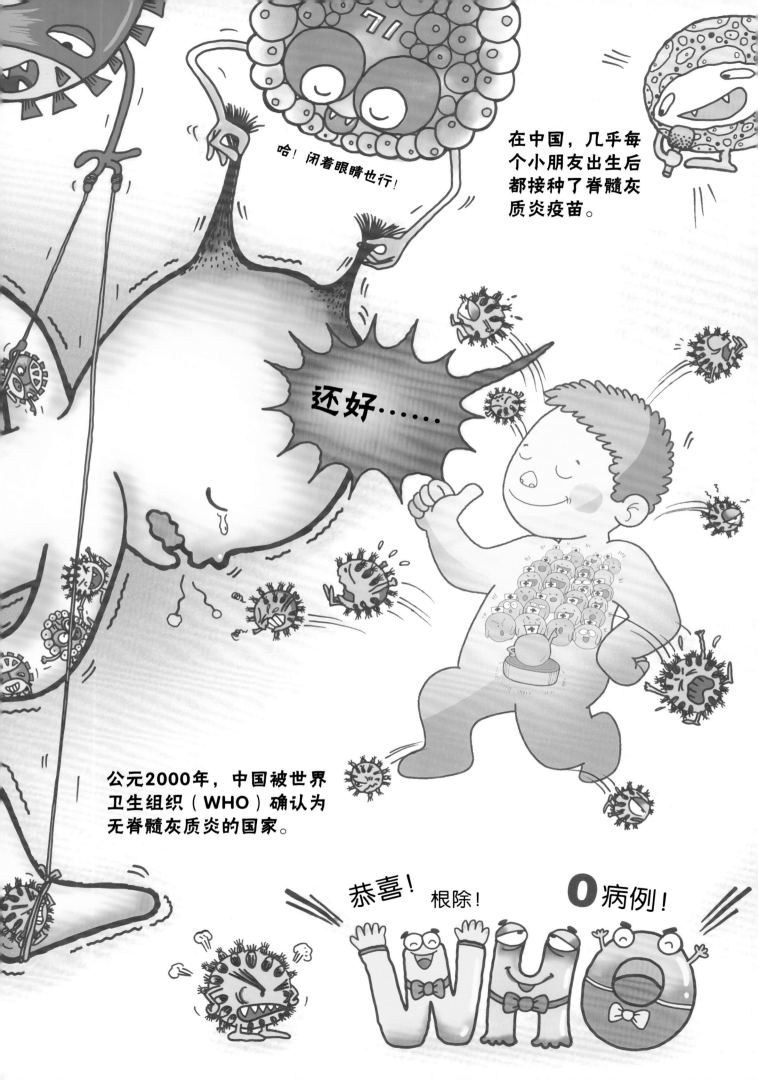

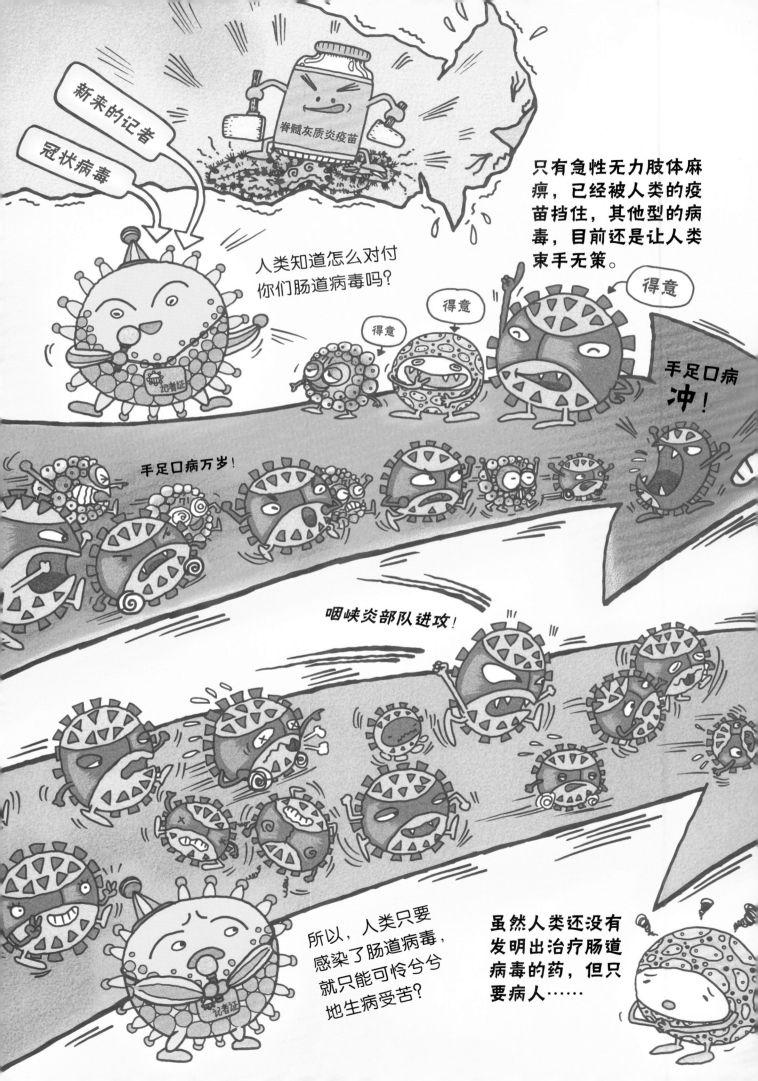

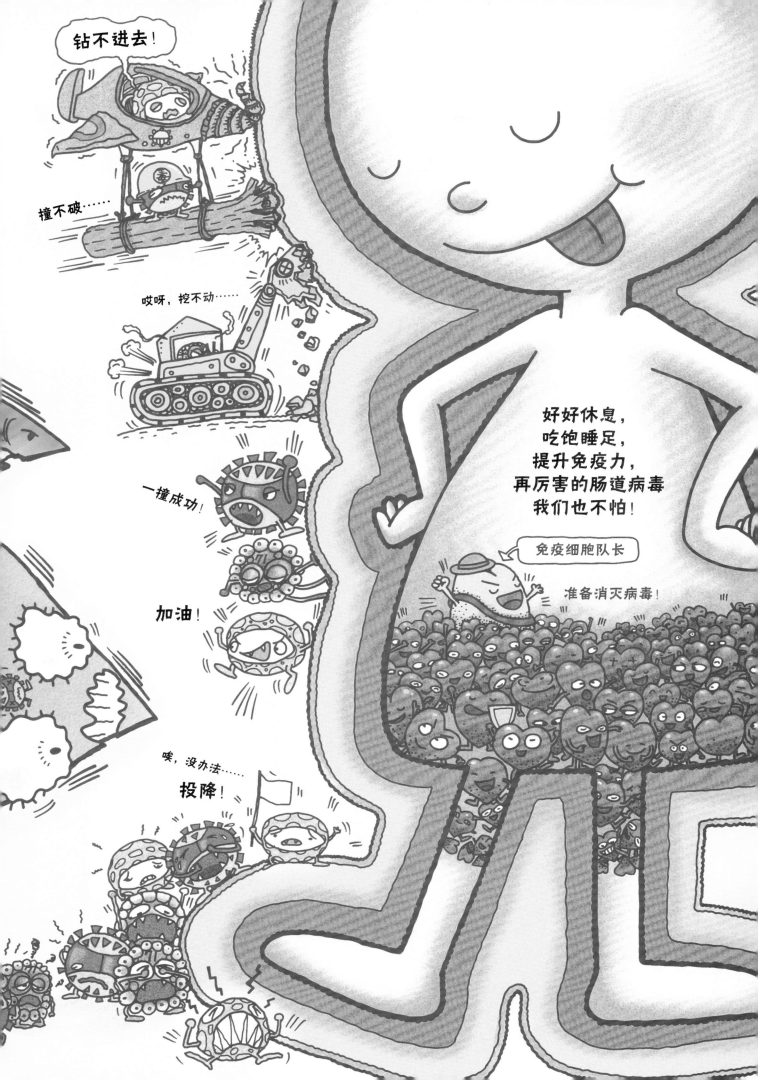

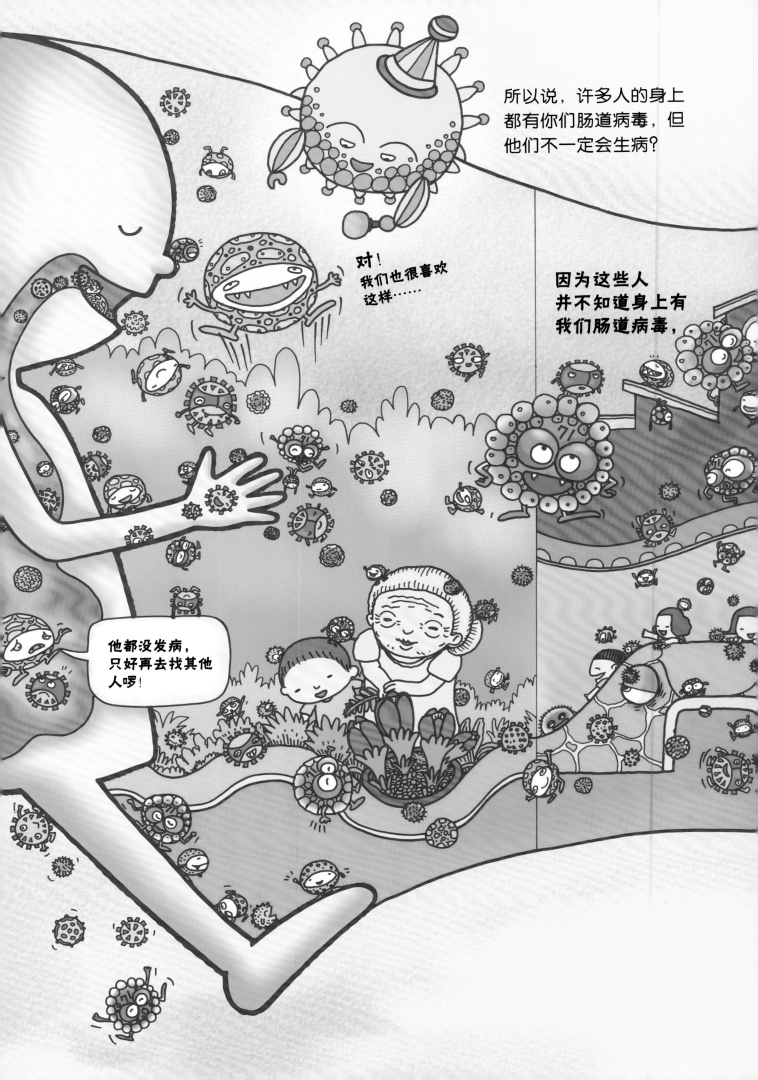

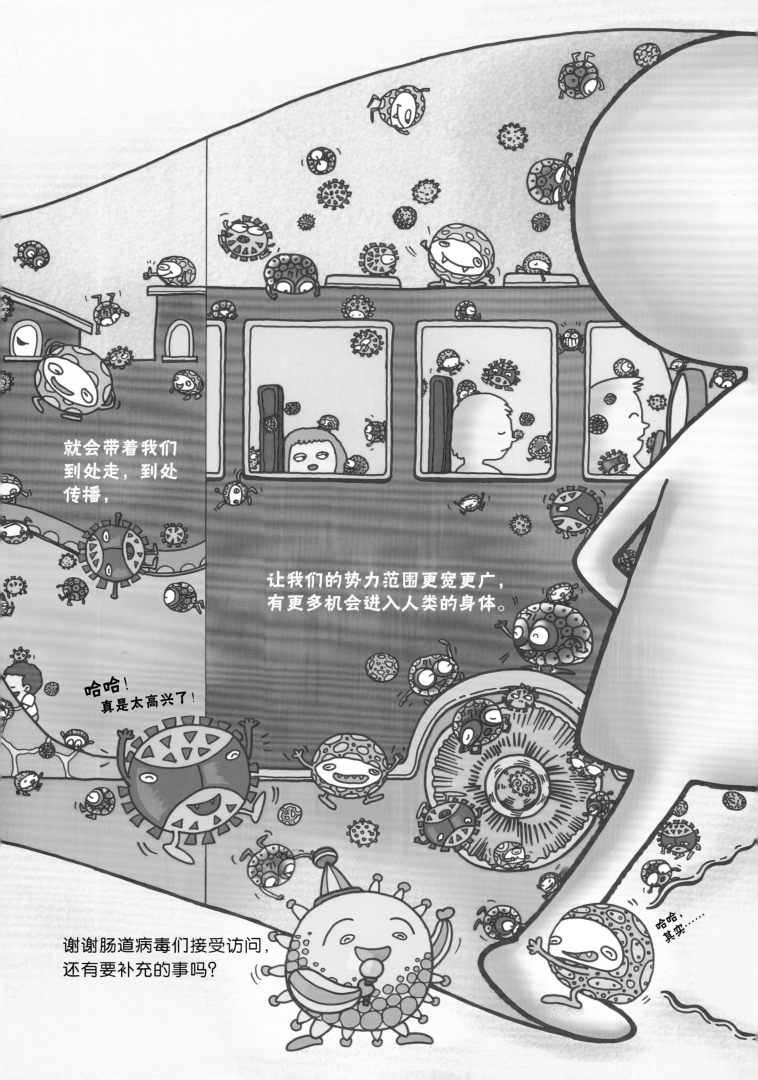

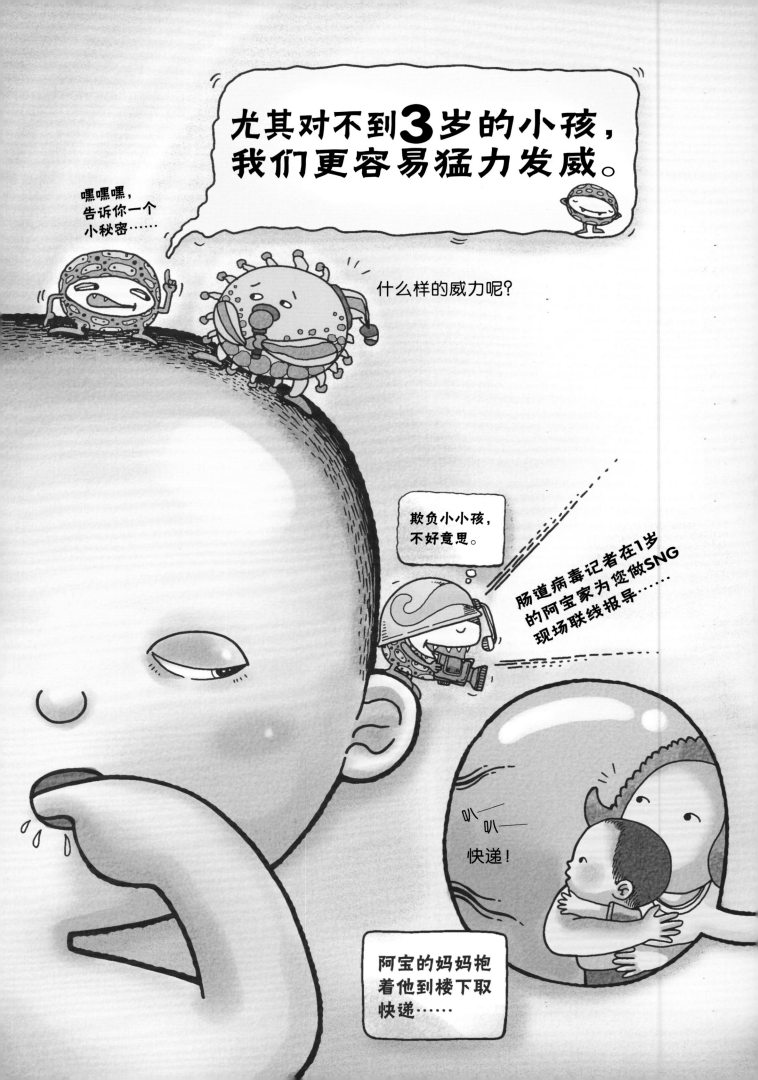

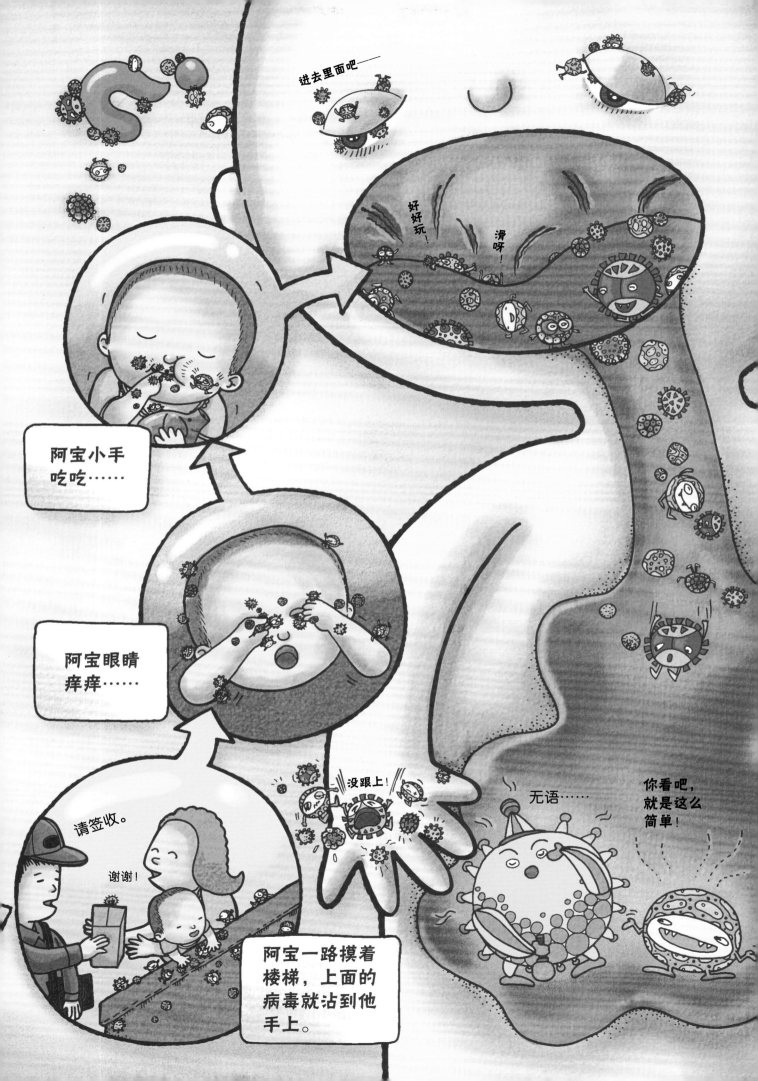

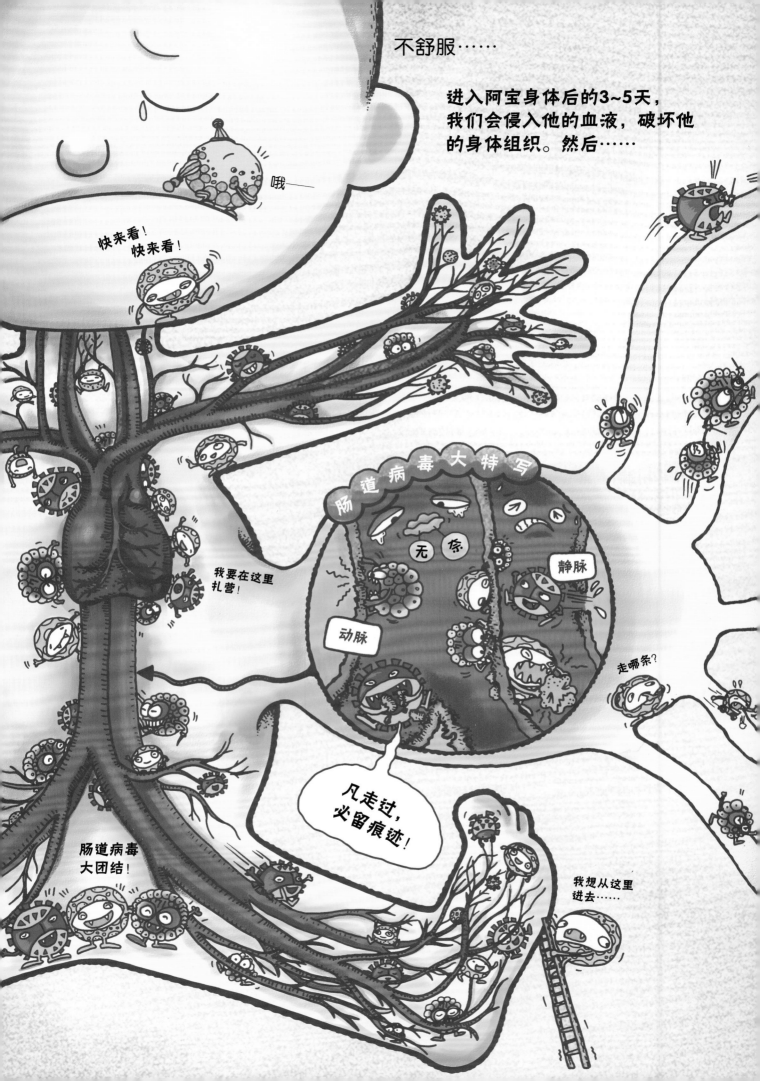

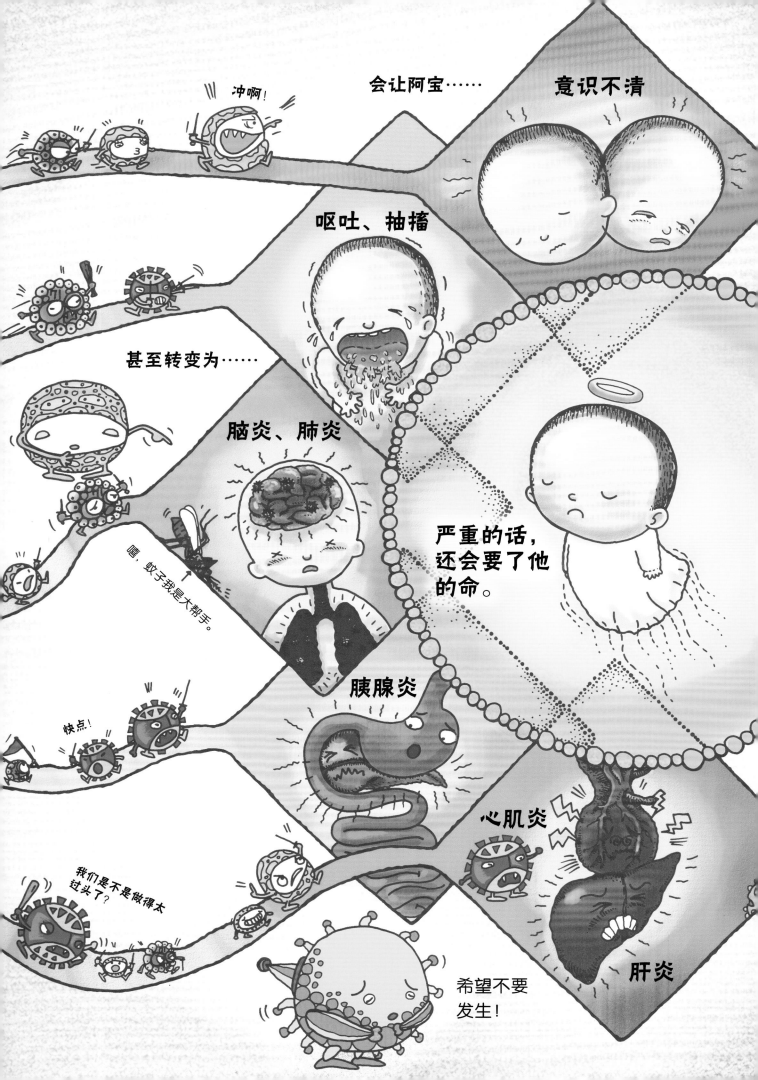

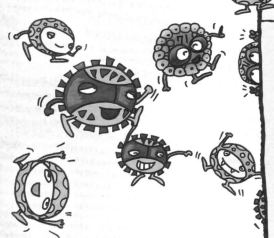

到处闲逛找机会……

预防**肠道病毒**注意事项

1.加强个人卫生与环境卫生

不论大人或小孩，回家后都要好好洗手
（湿、搓、冲、捧、擦）；
经常清洗儿童玩具；
让玩具晒太阳，用紫外线消毒；
餐具定期消毒；不要吃生食。
碰过病童的排泄物后，
一定要好好洗手。

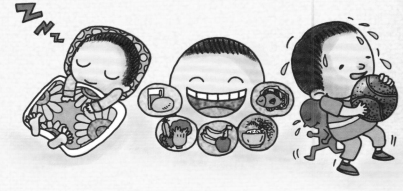

你看，墙上这张《预防肠道病毒注意事项》上头，也有许多我们肠道病毒呢！

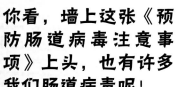

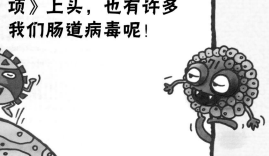

3.避免感染

流行期避免到拥挤的公共场所；
家里要清洁通风。
若家中有肠病毒病童，
最好与家中其他小孩隔离。

真是无所不在。

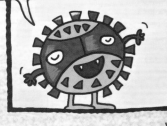

知道是一回事，
做到又是另一回
事啊！

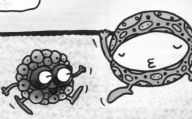

所以我们一点
也不担心。

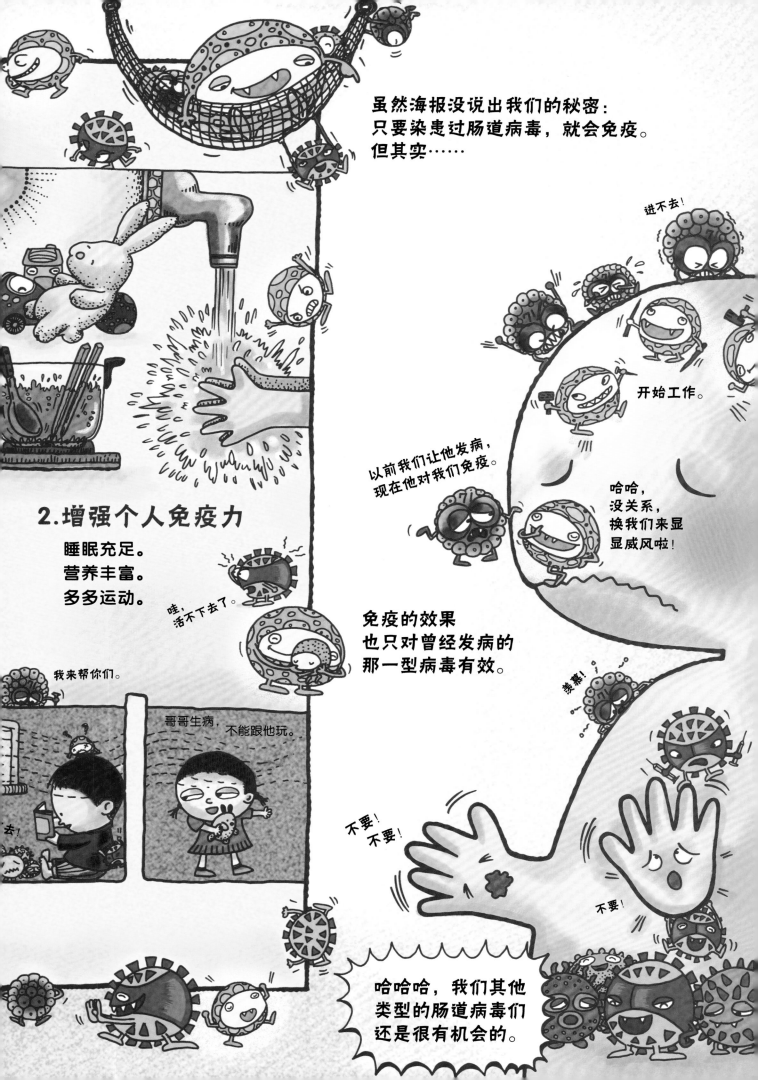

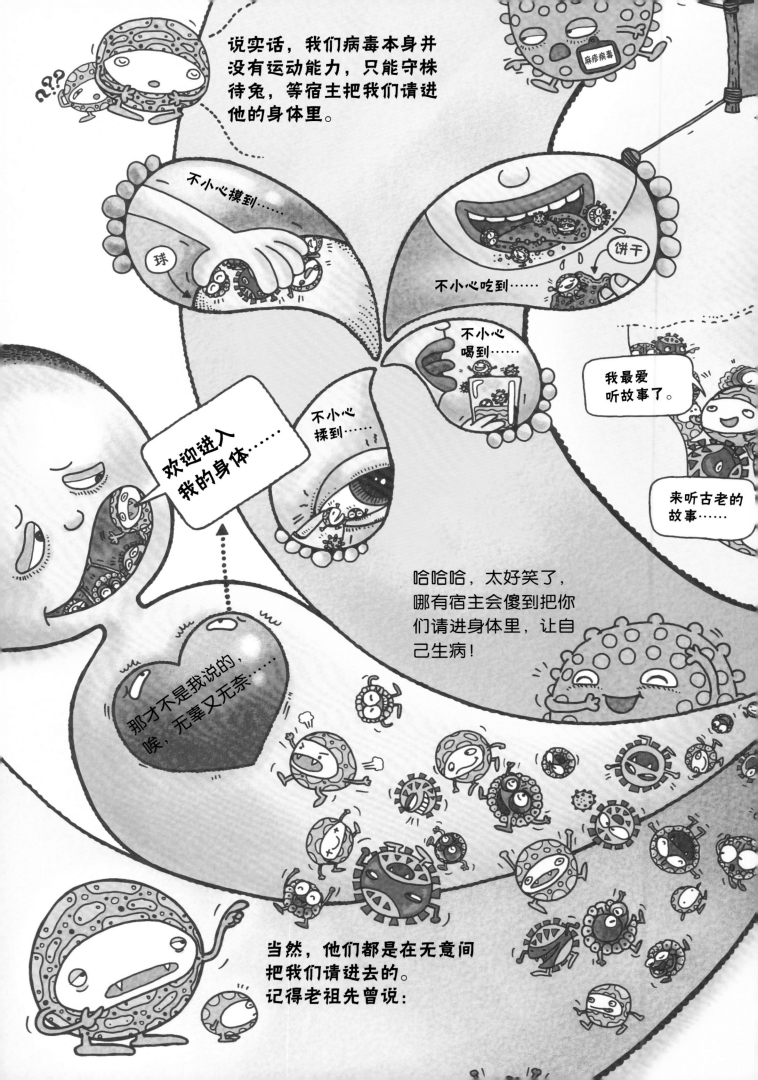

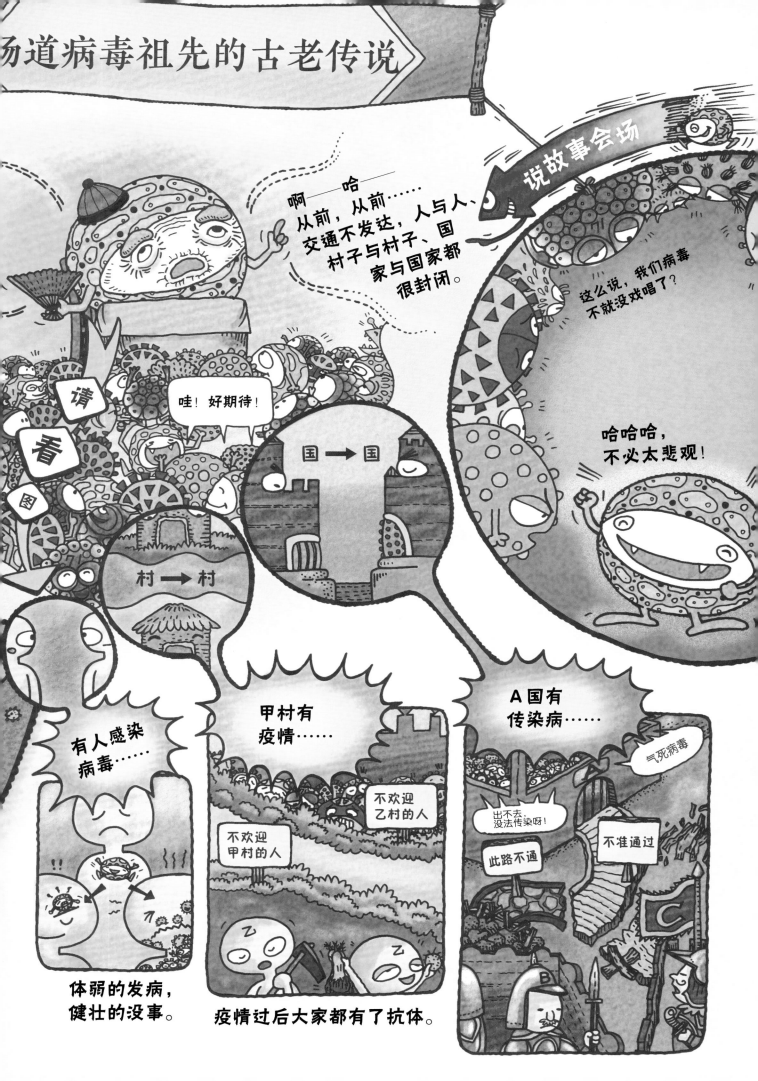

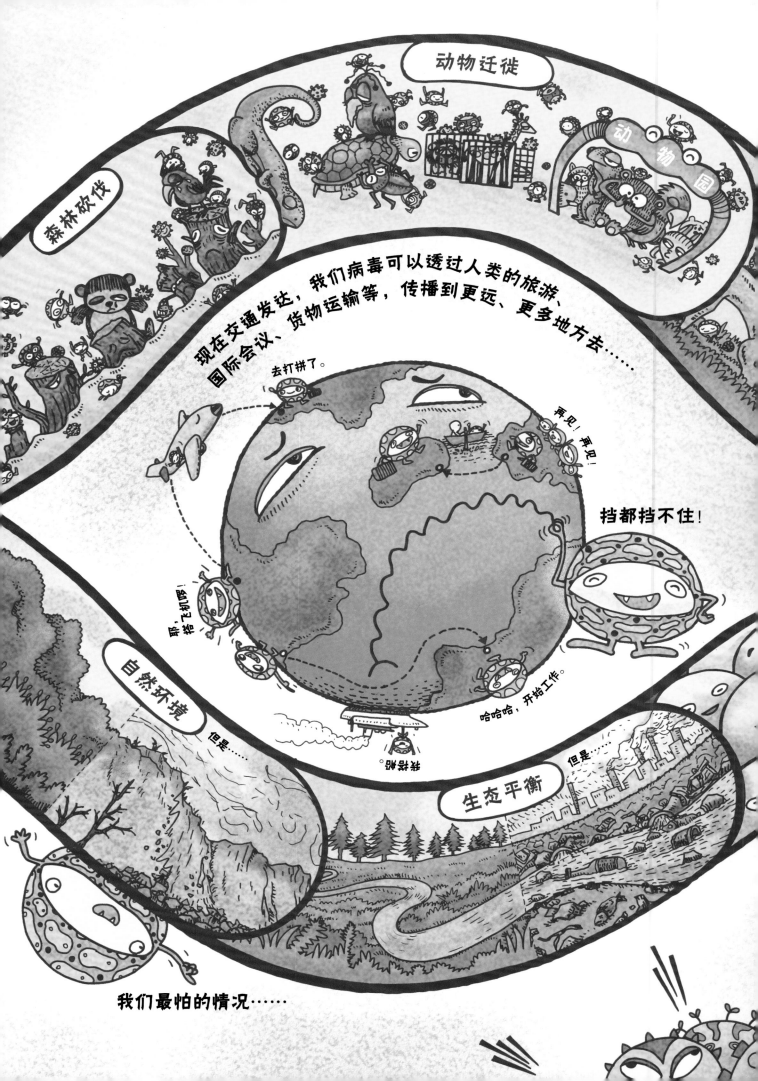

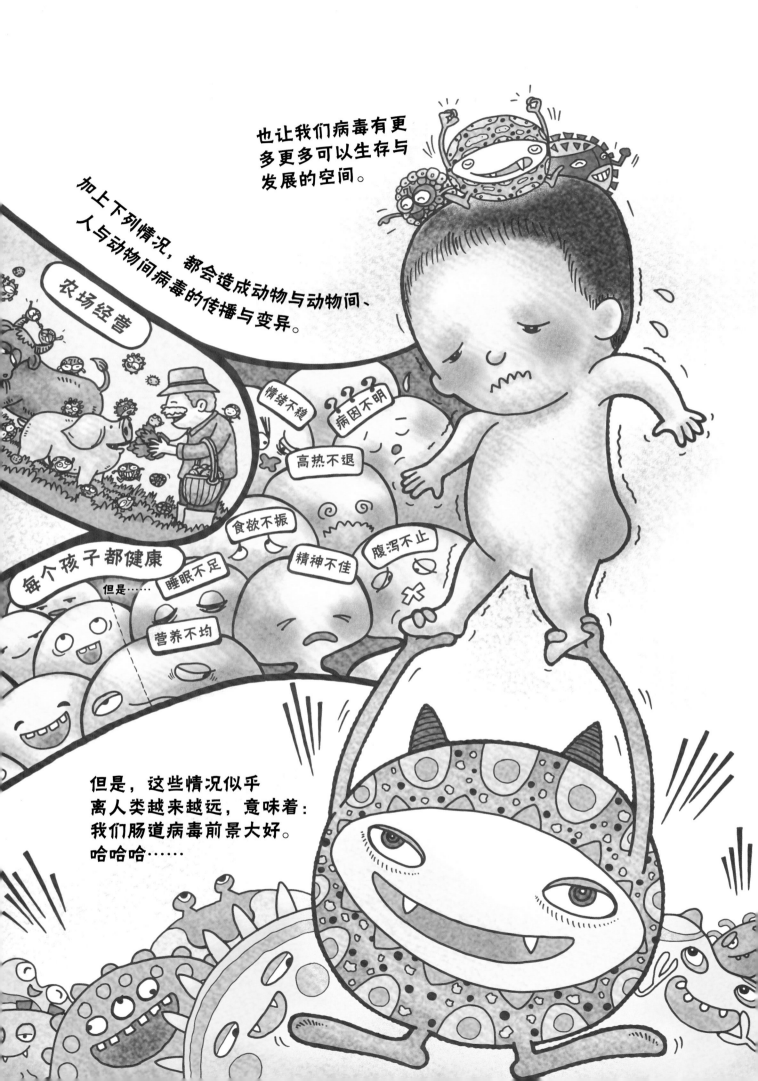

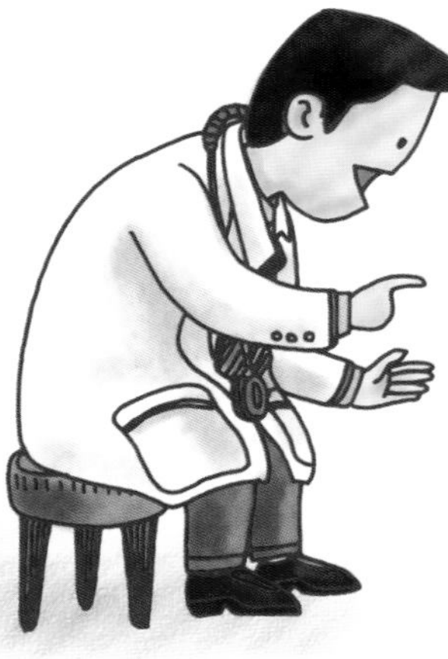

医生的话

肠道病毒防治攻略

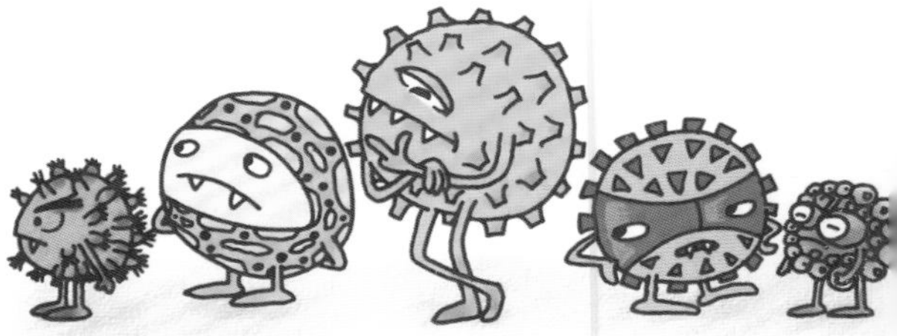

文 陈世翔　郭贞孋　审订 谢雪兰

大多数的家长们只要听到“肠道病毒”这三个字，就像老鼠见到猫一样，不但闻之色变，同时脑海中也会浮现百万个问号。这个疾病很常见，大部分的小朋友好像都曾经接触过肠道病毒，但是——每个人都会有肠道病毒的症状吗？肠道病毒重症好像都很可怕，一定会有生命危险吗？

《小鲁儿童健康绘本：我不怕肠道病毒》的出版，让父母和孩子可以透过活泼生动的漫画式图文书，在轻松有趣的阅读过程中认识肠道病毒，并建立正确的保健常识与方法。我们一起来看看。

谁会被肠道病毒感染?

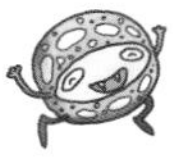

Q：什么是肠道病毒？

A： 肠道病毒是一群病毒的总称，包含脊髓灰质炎病毒、柯萨奇病毒、埃可病毒及肠道病毒 71 型等，每一种肠道病毒还可分为多种型别，总共有数十种以上。

Q：肠道病毒是怎么传染的？

A： 肠道病毒可经由胃肠道（粪、口、水或食物污染）或呼吸道（飞沫、咳嗽或打喷嚏）传染，亦可经由接触病人皮肤水泡的液体而受到感染，因此，在家庭中或幼儿园、学校等处最容易传播。

Q：是不是只有小朋友会被肠道病毒感染？

A： 无论大人、小朋友都有可能会被肠道病毒感染。一般而言，大人感染后大多都无症状或仅有轻微感冒症状，容易被忽略。

感染肠道病毒后的症状有哪些?

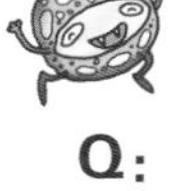

Q：肠道病毒跟手足口病、疱疹性咽峡炎有什么关系呢？

A： 肠道病毒感染后可以引发多种疾病，大多数是没有症状的感染，或只出现类似一般感冒的轻微症状，较常被注意到的是造成手足口病及疱疹性咽峡炎。手足口病的特征为发热，口腔黏膜、舌头及咽部有小水泡或溃疡，四肢如手掌及脚掌、手指及脚趾会出现皮疹、小水泡。疱疹性咽峡炎的特征为发热，咽峡部出现小水泡或溃疡。

Q：一般的肠道病毒跟肠道病毒重症有什么不一样呢？

A： 感染肠道病毒后，大多数患儿在一定病程后（约 7 ~ 10 天）会自然痊愈，但少数幼童在感染后会并发重症。所有肠道病毒的类型中，肠道病毒 71 型是最容易引起重症的。所以若出现以下征兆，需提高警觉可能会并发肠道病毒重症：

（1）嗜睡、意识不清、活力不佳、手脚无力、肢体抖动、吸吮无力、站立或坐立不稳等。

（2）肌跃型抽搐（睡着时，反复出现类似受到惊吓般的全身肌肉收缩）。

（3）持续呕吐。

（4）心跳加快，呼吸增快、减慢或节律不整。

 ## 治疗肠道病毒有特效药吗？

Q：治疗肠道病毒有没有特效药呢？

A： 目前治疗肠道病毒并没有特效药，主要的治疗是支持性疗法：如退热、止痛，若有脱水现象需要补液等，绝大多数患儿会在 7 ~ 10 天内自行痊愈，仅有少数患儿会并发重症。

Q：被肠道病毒感染后就有免疫力了吗？

A： 被肠道病毒感染后，会对该类型的肠道病毒产生免疫力，但肠道病毒有数十种以上的类型，因此，还是有可能会被其他类型的肠道病毒感染。

 ## 如何照顾感染肠道病毒的患儿？

Q：家里小朋友感染肠道病毒后要不要上学呢？

A： 幼儿园、学校等是最容易传播肠道病毒感染的地方，因此，建议当家里的小朋友感染肠道病毒后，应以发病日起算，请假在家休息 2 周，以减低传染的机会。

Q：吃冰可以治疗肠道病毒感染吗？

A： 吃冰或食用冰凉的食物，主要是缓解肠道病毒感染后引起的口腔黏膜或舌咽部溃疡等不舒服症状，并且补充水分，但无法治疗肠道病毒感染。

Q：小朋友被肠道病毒感染后不吃不喝怎么办？

A： 感染肠道病毒后，可能因口腔黏膜或舌咽部溃疡导致疼痛而不敢吞咽，或是因为反复发热而造成小朋友食欲大幅下降，甚至不吃不喝。除了服用症状治疗药物（如止痛药、退热药）外，可尝试让小朋友含小冰块或是吃冰激凌、布丁来缓解口腔疼痛。水分补充以温凉水为主，可缓解疼痛并可避免脱水。多摄食富含维生素、蛋白质的清淡食物，固体食物则尽量以容易咀嚼的食物为主。

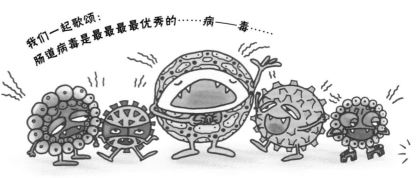

我们一起歌颂：肠道病毒是最最最最优秀的……病——毒……

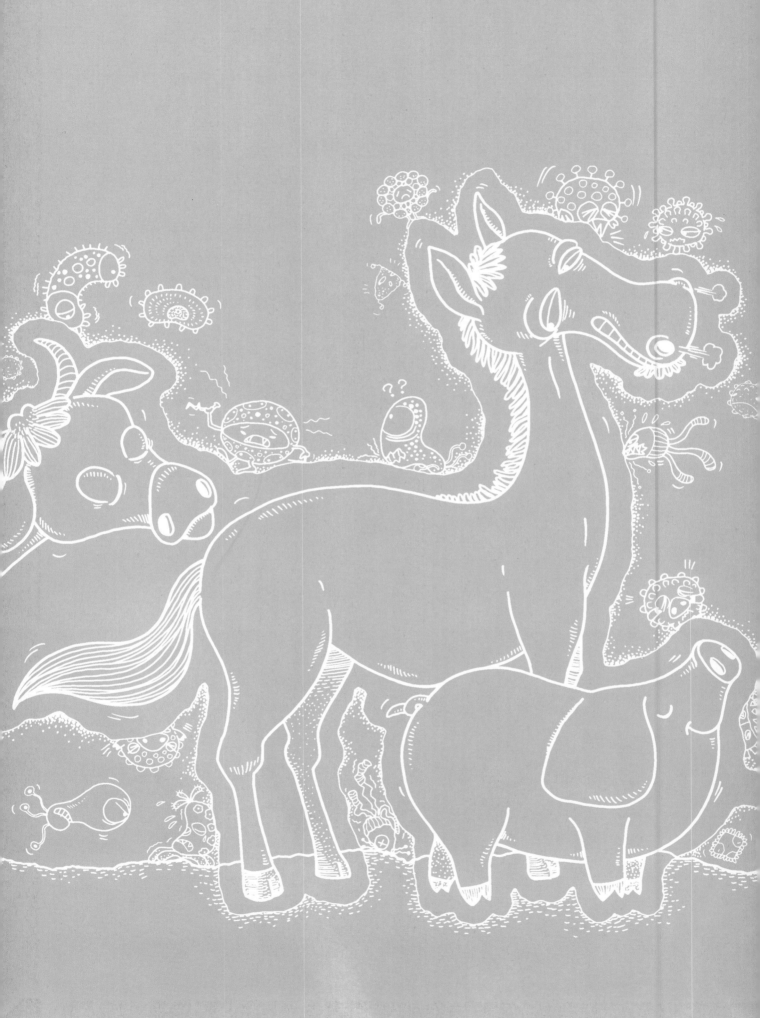